DES

BAINS DE MER

CONSIDÉRÉS

AU POINT DE VUE DE L'HYGIÈNE GÉNÉRALE ET DE LA SANTÉ PUBLIQUE

PAR

Le Docteur P.-S. Payan

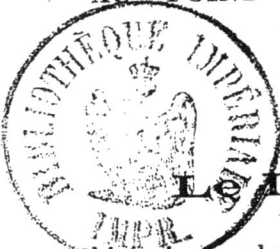

Chirurgien en chef honoraire des hôpitaux d'Aix, membre correspondant
de l'Académie impériale de médecine, de la Société de chirurgie de
Paris, de l'Académie royale de médecine de Belgique et des Sociétés
de médecine de Paris, Montpellier, Strasbourg, Lyon, Bordeaux,
Marseille, Toulouse, Tours, Poitiers, Nantes, Dijon, Angers,
Bruxelles, etc. ; membre des Académies des sciences, arts
et belles-lettres d'Aix, de Marseille, de Lyon, de Bordeaux,
de Toulouse, du Gard, de Vaucluse, etc. ; lauréat (mé-
dailles d'or) des Sociétés de médecine de Paris, de
Lyon, de Bordeaux, de Toulouse, du Hainaut
(Belgique), etc.

AIX

A. MAKAIRE, IMPRIMEUR DE L'ACADÉMIE
2, rue Pont-Moreau, 2

1867

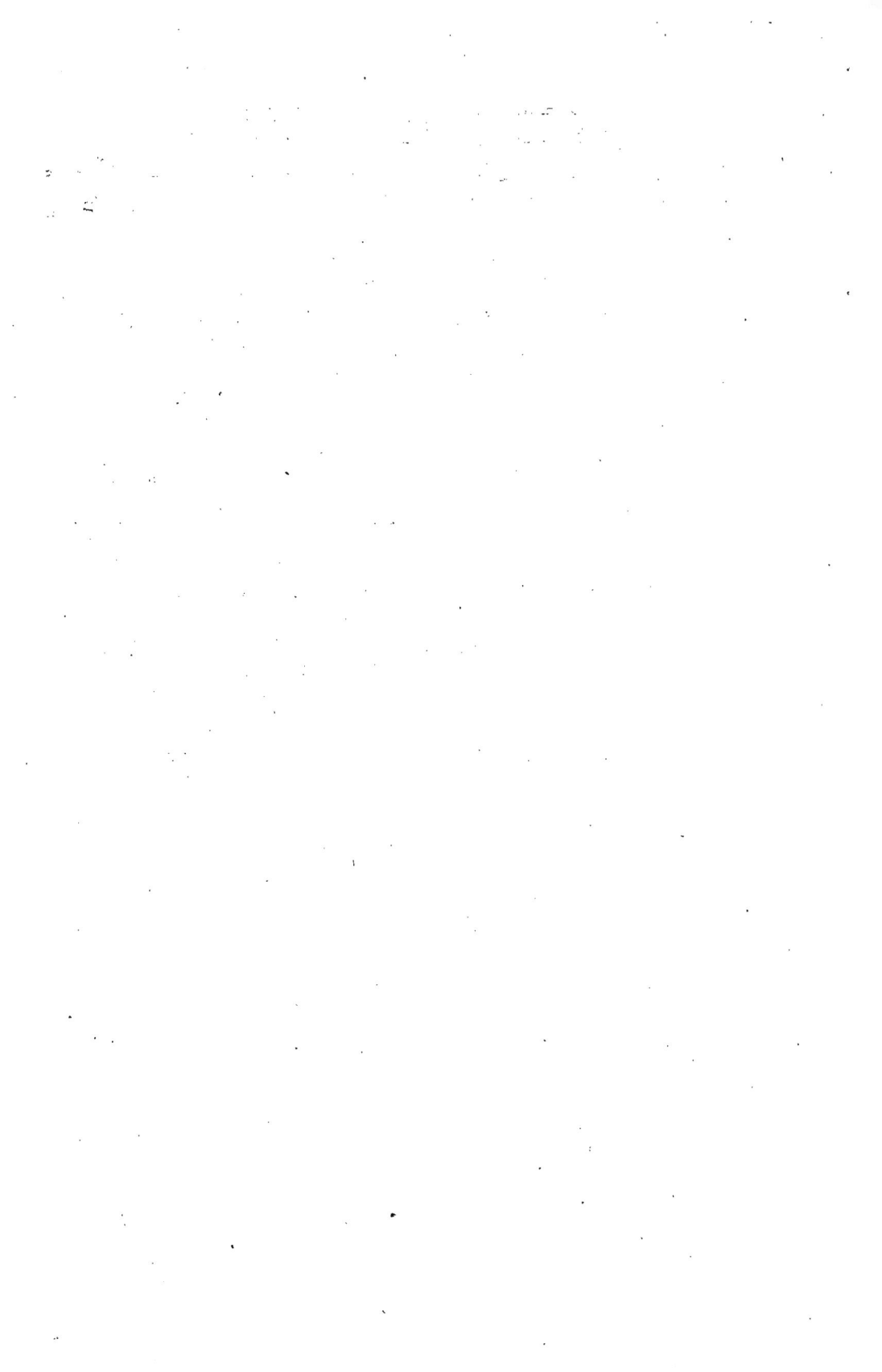

DES BAINS DE MER

CONSIDÉRÉS AU POINT DE VUE DE L'HYGIÈNE GÉNÉRALE

ET DE LA SANTÉ PUBLIQUE (1).

Jamais peut-être, dans notre France, on n'avait autant fait que de nos jours pour la santé publique. Elle est devenue une des sérieuses préoccupations des administrations et de l'Etat. C'est cette louable sollicitude qui, entre autres créations philanthropiques, a institué, dans la capitale, cette association dite des logements insalubres, ayant pour objet la solution des problèmes de l'hygiène générale, tels que la ventilation, le chauffage, l'encombrement, la généralisation de l'emploi de l'eau, etc., et, dans les départements, les conseils d'hygiène et de salubrité et tout ce qui s'y rattache, l'assistance médicale des campagnes, etc. C'est elle aussi qui favorise de son concours actif la vulgarisation de l'hygiène au sein des populations. Comme témoignage de cette assertion, je puis rappeler le chaleureux accueil fait tout récemment, par M. le ministre de l'instruction publique, aux généreuses propositions de M. le professeur Fonsagrives (2), se mettant à sa disposition pour des conférences à faire sur l'hygiène dans les établissements publics. Il importe même au sujet

(1) Ce travail a été fait à l'occasion du Congrès scientifique tenu à Aix en décembre dernier, et en réponse à la neuvième question du programme de la section des sciences médicales, dont l'auteur était vice-président.

(2) M. Fonsagrives présidait la section de médecine du Congrès.

que je viens effleurer ici, que je cite quelques-unes des paroles de la réponse adressée par M. Duruy à l'éminent hygiéniste de Montpellier :

« Nous donnons beaucoup à l'esprit, dit M. le ministre; il faut
« songer aussi au corps, et nous préoccuper d'arrêter cette
« dégénérescence de la race qui se remarque en trop d'en-
« droits. Sous l'influence d'une sage hygiène, les forces et la
« taille s'élèvent ; la beauté, résultat du développement et de
« l'harmonie des formes, apparaît : les facultés intellectuelles et
« morales s'accroissent, et l'amélioration de l'homme et de la
« race s'accomplit. »

Ici M. le ministre n'hésite pas à signaler un état fâcheux de choses que l'on ne saurait méconnaître, car les statistiques en font foi, les conseils de révision le constatent annuellement, et l'observation le démontre tous les jours : je veux dire cet affaiblissement progressif des santés et des constitutions qui, en France du moins, par suite de causes diverses (1), tend vraiment à la dégénération de notre race, et qu'il importe d'autant plus d'arrêter que, non étouffés, les germes funestes en seraient inévitablement transmis à la génération future, qui en serait ainsi physiquement plus amoindrie encore.

(1) Parmi les causes qui ont préparé ou qui favorisent cette décadence sanitaire, on peut mentionner : 1° les guerres de la République et du premier Empire qui, ayant fait périr plus de deux millions de Français pris parmi les plus valides et les plus vigoureux, ont non-seulement privé la nation de cette regrettable élite de notre jeunesse, mais aussi de la nombreuse et forte progéniture qui en serait provenue dans une progression croissante ; 2° d'autres guerres et campagnes plus récentes qui, bien que glorieuses pour nos armes, ont encore moissonné, toujours au détriment de la population et de sa force physique, plusieurs autres centaines de mille de nos jeunes gens les plus robustes ; 3° la déplorable tendance de la jeunesse rurale travailleuse, qu'a épargnée le recrutement, à déserter les campagnes, foyer principal des fécondes unions, pour aller stérilement user son énergie native dans l'atmosphère viciée des grandes cités, des usines, des ateliers de l'industrie, etc.; 4° enfin, chez les classes riches, d'autres habitudes non moins funestes et propres à contribuer à cette dégénération fâcheuse.

Mais, pour atteindre ce but, la vulgarisation des lois hygiéniques, qu'encourage si fort M. le Ministre, peut avoir son utilité, mais ne saurait à elle seule suffire. Elle peut être un moyen préparatoire d'un meilleur avenir, mais elle serait impuissante, à réprimer promptement un mal en progression croissante. Il faut à cette marée montante de débilités constitutionnelles qui énervent notre génération et la rendent, sous le rapport de la force et de la robusticité, notoirement inférieure à ses devancières, opposer une digue plus immédiatement efficace qu'un simple rappel des conseils de l'hygiène, auxquels, quoiqu'on fasse, bien des oreilles demeureront sourdes, et qui, dans tous les cas, ne sauraient seuls remédier aux ruines faites dans bien des constitutions par tant de causes dissolvantes.

Mais où puiser les éléments régénérateurs de ces santés si amoindries? Où retrouver la force et l'énergie qui manquent à tant d'organismes usés et languissants?

Ah! c'est ici que m'apparaît, comme ressource des plus précieuses, la mer avec ses eaux, ses bains, son atmosphère et ses rivages. Oui, si je ne me fais illusion, le traitement marin, car toutes ces choses le constituent, me paraît devoir être l'auxiliaire physique le plus efficace que l'hygiène et la thérapeutique puissent trouver sous leurs pas, pour détruire les germes ou les effets de ces débilitations constitutionnelles si multipliées de nos jours, et opérer ainsi une rénovation des santés en décadence.

Et cette grande confiance que j'attache, sous le rapport hygiénique et thérapeutique, à l'habitude de la mer, ne doit pas être considérée comme le résultat d'un entraînement irréfléchi. Elle s'explique scientifiquement à la raison et se démontre à l'intelligence la plus difficile.

Nul ne voudrait, par exemple, contester la puissante efficacité de la plupart de ces sources d'eaux minérales, qui sourdent çà et là à la surface de la terre pour le plus grand bien de l'humanité. Issues de cet immense et inimitable laboratoire dont

(1) Analyse de l'eau de mer de la Méditerranée faite par M. Usiglio (1).

INDICATION DES SELS.	ÉLÉMENTS.	POIDS OBTENUS par 100 grammes D'EAU DE MER.	POIDS pour 1 litre D'EAU.	OBSERVATIONS.
Oxide ferrique			0,0003	0,003	
Carbonate calcique..	Acide carbonique.. 0,0050 / Chaux.......... 6,0064	0,0114	0,113	
Sulfate calcique.....	Acide sulfurique.. 0,0798 / Chaux......... 0,0559	0,1357	1,392	Sulfe de chaux hydraté 0,1716 et par litre 1,76.
Sulfate magnésique..	Acide sulfurique.. 0,1635 / Magnésie 0,0842	0,2477	2,541	Sulfe de magn. hydraté 0,5051. et parlitre 5,181.
Chlorure magnésique	Chlore .... 0,2374 / Magnésium....... 0,0845	0,3219	3,302	
Chlorure potassique.	Chlore .... 0,0240 / Potassium 0,0265	0,0505	0 518	
Bromure sodique....	Brome .... 0,0432 / Sodium 0,0124	0,0556	0,570	
Chlorure sodique....	Chlore .... 0,7854 / Sodium........ 1,1570	2,9424	40,182	
		3,7655	38,625	
Eau............		96,2345	987,175	
Poids total........		100,0000	1025 gr. 800	

(1) Annales de chimie et de physique, 3e série, tome XXVII, pag. 104.

Dieu est le chimiste, elles sont de très-précieuses ressources que la pratique utilise journellement.

Mais l'eau de la mer qu'est-elle sinon une eau minérale saline ? La plus riche même de toutes par sa composition (1), elle peut, à juste titre, être appelée l'eau minérale par excellence. Employée en bains, en boissons, etc., elle constitue de fait une médication agissant à la fois comme réparatrice et tonique par ses qualités hydrothérapiques, et, par ses qualités médicamenteuses, comme altérante, c'est-à-dire comme propre à modifier, d'une manière lentement graduée et persistante, la nature du sang et des humeurs diverses. Et c'est pourquoi nulle autre eau minérale ne se prête à autant d'indications, en vue surtout de remédier aux états asthéniques divers.

L'expérience, en effet, démontre que tout dans l'habitude de la mer est essentiellement tonique et reconstituant, tant ses bains que son atmosphère.

Le bain de mer, par la réfrigération subite qu'il produit sur le corps, par la pression qu'il exerce sur sa superficie, et aussi par la percussion des lames ou vagues, refoule d'abord les mouvements circulatoires vers les organes internes ; mais bientôt une réaction en sens inverse les reporte vers la périphérie, et de ce double courant de l'excitation et de la chaleur de l'extérieur à l'intérieur et de l'intérieur à la circonférence, résulte pour l'organisme une suractivité puissante qui en secoue l'inertie et la langueur. C'est pourquoi l'appareil digestif en est stimulé, l'appétit accru et l'assimilation facilitée. La respiration en perçoit un surcroît d'activité qui la rend plus large et plus profonde, et le retentissement qui s'en produit sur l'hématose fait élaborer un sang plus richement vitalisé. Ce sang, par suite de l'excitation qu'en reçoit le système artériel, est poussé avec plus d'énergie dans la texture intime des organes qui en sont ranimés, et jusque dans les capillaires de la peau qui en devient plus colorée. Celle-ci impressionnée, en outre, par les sels qu'y dépose l'eau marine et par les ondulations des vagues, se trouve fortement tonifiée et rendue plus résistante à l'action des agents extérieurs. Le système nerveux participe aussi comme les autres à cette excitation physique générale, qui agit d'autre part de la manière la plus favorable sur le moral des sujets. Sous l'influence, en un mot, de cette stimulation complexe, toutes les fonctions en viennent à s'accomplir avec plus de régularité et d'énergie, et une impulsion ferme et progressive est donnée à la santé, impulsion qui, si elle est imprimée dans l'enfance, peut aller jusqu'à la transformation du tempérament, étendant ainsi ses heureux effets sur toute la vie de l'individu.

C'est ainsi que le bain de mer laisse sur le corps de l'homme une empreinte de force et d'activité remarquables, et que par lui se recouvre et se rétablit cette énergie physique et morale qui se substitue insensiblement à la série interminable des malaises produits par l'asthénie.

Quant à l'air marin, il a été de tout temps renommé par sa pureté, sa fraicheur et sa température (1) plus constante et plus régulière. Plus dense, plus oxigéné et par conséquent plus vital que l'air des terres, continuellement renouvelé par les brises, par les mouvements de la mer, et saturé de principes conservateurs qui en empêchent l'altération, pénétré aussi des principes iodés et bromurés qu'exhalent sans cesse les algues et les varechs, l'air marin acquiert de ces circonstances des propriétés heureusement modificatives, excitantes et toniques, que la muqueuse broncho-pulmonaire, si bien disposée, par sa nature spéciale et son étendue, pour l'absorption, infuse largement dans l'orga-

____

(1) Il a été reconnu, que grâce à la brise qui règne sur les rivages de notre mer méridionnale (la Méditerranée), le thermomètre, durant les fortes chaleurs de l'été, reste habituellement entre 24 et 25° centigrades, alors que, dans les terres, il marque de 28 à 30°. Ce n'est qu'exceptionnellement que la température y dépasse 27° c., tandis qu'à Paris, à Londres, à Bruxelles, à Berlin, à Saint-Pétersbourg même, elle s'élève souvent à 30, 32, 34 et jusqu'à 36° c. sans que les nuits, si belles et si douces sur nos plages, viennent rafraichir, dans ces grandes cités, ces fatigantes chaleurs.

nisme qui en est ainsi ranimé et reconforté. Ces principes, qui rendent cet air marin si salutaire aux valétudinaires, aux constitutions débiles, en font un auxiliaire précieux de la balnéation marine, et seul même, quand le séjour y est suffisamment prolongé, il suffit pour produire de remarquables effets de réparation et de tonicité.

Cette rapide ébauche des effets physiologiques du traitement marin doit déjà faire pressentir de quel puissant secours il peut être contre les divers états d'asthénie qui pèsent sur tant de membres de la grande famille humaine , et pour la réparation des ruines accumulées sur la santé publique.

Est-ce , en effet , dans le jeune âge que viennent apparaître , sous une forme grêle et chétive du corps, ces indices de débilité générale qui, soit qu'ils aient été héréditairement transmis, soit qu'ils aient été acquis par des causes directes d'épuisement, retardent, dans un cas comme dans l'autre, l'accroissement régulier de l'organisme, laissent prédominer la lymphe , favorisent les engorgements ganglionnaires , l'anémie , etc. , et ne préparent que des germes de débilité aux autres âges de la vie ? Mais rien ne peut être plus efficacement opposé à cette décadence prématurée de la santé que la salutaire influence de l'air marin, aidé de l'usage de la mer en bains, affusions, etc. selon les indications.

Est - ce dans cet âge de la puberté où doit se compléter le développement du corps que, par suite encore des causes énervantes, telles qu'excès divers, croissance trop rapide, alimentation insuffisante, travail disproportionné , exagération de l'activité cérébrale dans les études , etc. , ou par suite de convalescences longues et pénibles , l'asthénie fait languir toutes les fonctions organiques et vitales dans une chronique débilité ? Mais dans ces cas encore , le traitement marin, qui active la digestion, la nutrition, et développe parallèlement les actions musculaires et nerveuses , sera aussi le plus sûr moyen de fortifier la constitution et de lui redonner l'énergie physique qui lui fait défaut.

Est-ce dans l'âge viril que, pour causes semblables et autres, telles qu'habitations insalubres , séjour trop prolongé dans certaines usines , certains ateliers de l'industrie , dans les mines , dans certains climats malsains, etc., se sont produites de ces débilitations persistantes qui font traîner à leurs victimes une existence inerte et languissante ? Mais là encore la salutaire influence du traitement tonique de la mer , en infusant, dans ces constitutions usées, de nouveaux éléments de force et d'énergie, les rendront, mieux que toute autre chose, aptes à remplir, par d'utiles labeurs , le rôle social qui est ici - bas dévolu à chaque membre de l'humanité.

Et tous ces invalides précoces des plaisirs , tous ces convalescents retardataires de certaines maladies qui , telles que la syphilis , le scorbut , le choléra , la dothinentirie , etc., laissent trop souvent à leur suite un degré d'épuisement , d'énervation des forces, que les remèdes de la thérapeutique ne peuvent suffisamment réparer , ne trouveront-ils pas dans le traitement de la mer un correctif puissant à l'asthénie qui le pressure ?

Et si jamais, portant sa sollicitude vers ces vallées basses, profondes et étroites de certaines contrées où, sous l'influence d'un lymphatisme généralisé, règnent comme endémiquement le goître, les scrofules, le rachitisme, et cette série d'états d'indolence constitutionnelle dont le crétinisme est la dernière expression , l'hygiène était sérieusement appelée à régénérer les sujets qui végètent dans ces tristes conditions climatériques, le séjour prolongé dans l'atmosphère iodo-bromurée de nos côtes maritimes, aidé de l'usage des bains de mer , ne serait-il pas l'expédient le plus efficace pour refaire et transformer ces complexions abatardies ?

Dans un récent discours à l'Académie de médecine (1), sur la question du mouvement de la population en France, on a entendu le baron Larrey se préoccuper des moyens de découvrir « les puissantes ressources à l'aide desquelles telle ou telle po- « pulation chétive, malingre et tout-à-fait impropre au service « militaire, peut acquérir la force de la santé à l'égal des popu- « lations vivaces, robustes et les plus aptes au métier des ar- « mes. » Mais le traitement marin, le tonique par excellence de l'enfance, des constitutions affaiblies, le spécifique en quelque sorte du lymphatisme et de toutes les débilitations qui en proviennent, ne pourrait - il pas répondre à la juste sollicitude du savant chirurgien en chef de nos armées ?

Et puis, si de ces indications générales plus spécialement hygiéniques, nous abordons celles plus directement thérapeutiques, combien le cadre s'en étend et s'agrandit ? Là, en effet, nous trouvons comme pouvant être heureusement modifiés et très - souvent guéris par l'usage rationnel de la mer, bien des états morbides signalés par leur résistance aux médications usuelles. Qu'il me suffise de rappeler comme se trouvant dans ces cas :

— Le lymphatisme ou la diathèse humorale ;

— Le rachitisme et ses manifestations variées ;

— La nombreuse famille des états scrofuleux, comprenant, comme on sait, les engorgements ganglionnaires avec ou sans tubercules (adénites ou ganglites strumeuses, cervicales, axillaires, inguinales, mésentériques, etc.) ; les scrofules du tissu cutané (ulcérations, esthiomènes, gerçures, etc.) ; du tissu cellulaire (abcès froids, fistules, etc.) ; du tissu osseux (ostéites, caries, tumeurs blanches, nécroses, suppurations osseuses, etc.);

(1) Séance du 30 avril 1867.

— Les états anémiques divers, les cachexies scorbutique, syphilitique, peladéenne, etc. ;

— Certaines chloroses, telles que celles de la puberté et de la ménopause ;

— Diverses névropathies, savoir : des névralgies (gastralgies, entéralgies, métralgies, céphalées, hémicranies) ; des paralysies, notamment les paraplégies sans lésions matérielles ; des chorées ou danses de St-Guy, le nervosisme et ses nuances multiples, les palpitations nerveuses, etc. ;

— Certaines maladies mentales que la pratique spécifie ;

— Plusieurs maladies chroniques des voies digestives (l'apepsie, la dyspepsie, la bradypepsie, etc.),

— Certaines affections de l'appareil génito-urinaire (incontinences d'urine, blennorrhées, anaphrodisie, spermatorrhée, épididymites chroniques, prolapsus, déviations de la matrice, engorgements et ulcérations du col utérin, leucorrhées chroniques, stérilité par inertie, disposition aux avortements, aux menstruations surabondantes, etc.) ;

— Diverses dermatoses chroniques, savoir : celles liées à la prédominence lymphatique, à un état cachectique ; des cas déterminés d'acné, d'eczéma, d'impétigo, de teignes, de prurigo, de lichen, de pityriasis, de pemphigus, d'herpès, etc. ;

— Des maladies articulaires (ankiloses incomplètes, hydarthroses, engorgements consécutifs aux entorses), etc., etc.

Elles sont donc bien nombreuses et variées les applications du traitement marin, en vue de répondre aux aspirations philanthropique de l'hygiène et de la thérapeutique, et certes nulle source minérale parmi les plus renommées ne saurait affirmer une pareille puissance d'action reconstituante et curative. De plus, tandis que la quantité d'eau de ces sources est toujours plus ou moins limitée, celle de la mer, on le sait, est inépuisable.

Pourquoi donc une ressource aussi précieuse et aussi libéra-

lement répartie par la nature demeure-t-elle, par une dure né-
cessité, comme interdite à l'immense majorité de ces déshérités
de la santé, dont elle transformerait le tempérament débile, ou
auxquels elle restituerait la force et la robusticité perdues?

Sans doute des établissements de bains de mer existent çà et
là sur plusieurs points de nos côtes. Mais somptuairement créés
par la spéculation privée, ils ne peuvent être abordés que par
les privilégiés de la fortune. Mais les ouvriers de la terre et de
l'industrie, le plus grand nombre des cultivateurs, cette classe
immense de prolétaires sur laquelle résident principalement et
pèsent de tout leur poids ces états pénibles de santés languissan-
tes et incomplètes, ou ces maladies arthéniques que nous avons
énumérées, ne peuvent presque jamais bénéficier de l'héroïque
traitement. Les pièces d'or nécessaires pour de dispendieux
déplacements ne sont pas dans leurs mains. C'est en vain pour
eux que la Méditerranée baigne nos côtes méridionales dans une
étendue de six cents kilomètres, et que son atmosphère im-
prégnée de particules salines et de bienfaisantes émanations
iodo-bromurées, y étale son inaltérable pureté. C'est en vain
pour eux aussi que l'Océan déploie, sur des rivages encore plus
étendus, des trésors de force et de santé non moins inépuisables.
Le wagon rapide qui passe près de leur demeure, et qui d'autre
part va toucher aux plages maritimes, ne saurait s'ouvrir devant
leur indigence. Les rivages de la santé sont pour eux comme
s'ils n'existaient pas.

Mais n'est-il pas étrange qu'à une époque où l'on se préoc-
cupe si justement de l'amélioration hygiénique des populations,
et où se révèlent de toutes parts des indices irrécusables d'une
décadence sanitaire générale, on ne cherche pas plus active-
ment à vulgariser, autant qu'elle mériterait de l'être, cette médication par la mer si puissamment tonique, reconstituante et
curative? L'absence de fortune doit-elle être à jamais un obsta-

cle infranchissable à ce qu'il en soit fait usage ? Ou plutôt le problème de la généralisation de la balnéation marine ne serait-il pas bien digne de fixer l'attention de ceux qui président aux destinées de la patrie ?

Que faudrait-il après tout pour le résoudre ? Il suffirait que l'Etat, dans sa sollicitude pour les classes populaires, consentît à fonder seul, ou avec le concours des administrations départementales, sur nos plages maritimes, et dans des stations reconnues les mieux appropriées à ce but, quelques vastes établissements de bains de mer gratuits, auxquels seraient dirigés gratuitement aussi, depuis les gares les plus rapprochées de leurs demeures, les nombreux débilités de tout genre, valétudinaires ou malades qui, après examen sérieux, seraient reconnus aptes à devoir bénéficier du traitement de la mer. Deux vastes hospices sur les bords de notre Méditerranée, l'un pour les hommes, l'autre pour femmes, pouvant abriter plusieurs centaines de baigneurs à la fois, les enfants compris ; deux autres pareils sur nos côtes océaniques, ouverts comme les premiers pendant toute la belle saison, sous la direction de la science et les auspices de la charité, rempliraient le but et produiraient un bien physique immense. Que de santés ruinées recouvreraient ainsi la force et l'énergie d'autrefois ? Que d'enfants malingres et chétifs y puiseraient les germes d'une robusticité qui s'étendrait à toute leur existence ? Que de tempéraments inertes et apathiques y seraient transformés ? Que de constitutions maladives, déprimées par le lymphatisme, le scrofulisme, le nervosisme, etc., y seraient annuellement reconfortées et régénérées ?.....
Les voies ferrées et la vapeur, annulant presque les distances, quelques wagons supplémentaires, ajoutés aux trains des voyageurs, suffiraient pour transporter, sans plus de frais pour les Compagnies, des centaines de ces sujets débiles aux stations les plus rapprochées de ces hospices marins, et pour les ramener,

après leur traitement, au foyer domestique. Lorsqu'une capitale n'hésite pas à sacrifier cinquante millions à l'érection d'un théâtre, pourrait - on objecter la dépense des quelques millions nécessaires à la fondation et à l'entretien d'établissements destinés à déverser chaque année, sur notre société en décadence sanitaire, une somme prodigieuse de force et d'énergie, et à préparer des constitutions plus solides à la génération future ; car n'oublions pas que de parents robustes et sains peuvent seuls donner une progéniture forte et vigoureuse.

C'est pourquoi, Messieurs, en considérant que les traitements par la mer sont essentiellement toniques, reconstituants et curatifs ; qu'en cette qualité ils pourraient rendre d'immenses services s'ils étaient généralisés autant qu'ils mériteraient de l'être, nous désirerions qu'une autorité aussi imposante que celle d'un Congrès scientifique exprimât avec nous le vœu que, dans un intérêt sanitaire du premier ordre, il fût créé par l'Etat seul ou agissant de concert avec les administrations départementales, sur des points de nos côtes, reconnus salubres et les plus appropriés à cette destination, quelques établissements de balnéation et d'hydrothérapie marines, dans les conditions de gratuité ci-dessus énoncées.

Je crois, en exprimant ce vœu, ou plutôt en le reproduisant, car j'en avais déposé les germes, il y a dix-sept ans, dans une autre publication (1), plaider pour un bien noble, objet la cause de la santé publique.

---

(1) J'avais, en effet, abordé ces mêmes idées, en les restreignant toutefois aux seuls états scrofuleux, dans un ouvrage qu'avait couronné la Société de médecine de Lyon (concours de 1847), et que je publiai en 1849, sous ce titre : *Essai thérapeutique sur l'iode, ou applications de la médication iodurée au traitement des maladies,* vol. in-8°, v. pages 93 et 94. Elles fixèrent même alors l'attention de quelques publicistes. M. le docteur de Castelnau, dans un compte-rendu de mon livre à l'Aca-

— 16 —

Nota. Cette communication donna lieu à une intéressante discussion à la suite de laquelle nos honorables confrères de la section médicale du Congrès s'associèrent à l'unanimité au vœu que nous venions d'exprimer.

démie du Gard, séance du 18 décembre 1852, s'exprimait ainsi : « Les « bains de mer sont avec juste raison recommandés par l'auteur afin de « compléter la cure des scrofules et prévenir les récidives. A ce propos « M. Payan émet le vœu que l'Etat fasse élever des établissements hos- « pitaliers sur plusieurs points de nos plages maritimes. » (Comptes-rendus de l'Académie du Gard),

Ce vœu, dont la nouveauté frappait alors, a reçu dans ces dernières années un commencement d'exécution par la création à Berk - sur - Mer (Pas-de-Calais), par l'assistance des hôpitaux de Paris, d'un hospice marin destiné à recevoir les enfants scrofuleux et rachitiques de ces établissements. Il résulte même d'un intéressant rapport récemment publié par le docteur Bergeron que, depuis juillet 1861, époque de la fondation, à fin décembre 1865, on a soigné, par le traitement marin à peu près seul, 380 de ces enfants scrofuleux à tous les degrés, et cela avec un très-encourageant succès, puisque sur ce nombre 234 guérisons ont été obtenues, soit 93 pour 100, plus 93 améliorations constatées. Or, c'est là, relativement à la nature des maladies, un résultat remarquable, dont n'eussent pas approché les remèdes des officines, et qui milite bien en faveur de la thèse que je viens d'exposer.

Mais si l'assistance des hôpitaux de Paris a pu fonder, par ses immenses ressources, son hôpital marin ; si quelques autres villes de l'Empire peuvent aussi, quand la bonne inspiration leur en viendra, imiter ce salutaire exemple, cela ne saurait évidemment suffire. Les indications du traitement marin n'existent pas moins nombreuses dans les autres villes et communes de l'Empire, et il importe aussi d'en tenir compte. Puisse donc le vœu pour la création d'établissements propres à ménager l'usage gratuit des bains de mer à la classe indigente, vœu auquel toute l'assistance de la section médicale du congrès s'est spontanément associée, être pris en sérieuse considération par ceux qui ont autorité et puissance ! Ce serait de leur part un immense service de plus rendu à la santé publique.

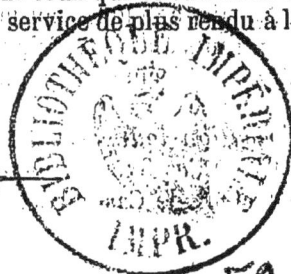

www.ingramcontent.com/pod-product-compliance
Lightning Source LLC
Chambersburg PA
CBHW050400210326
41520CB00020B/6401